Umschreibungen Haushaltsgegenstände

Wie lautet des Rätsels Lösung? Seniorenbe-
schäftigung und Gedächtnistraining Rätsel

60 Ratespiele für Senioren – Band 11

Kristina Büttertz

Senioren Beschäftigungen

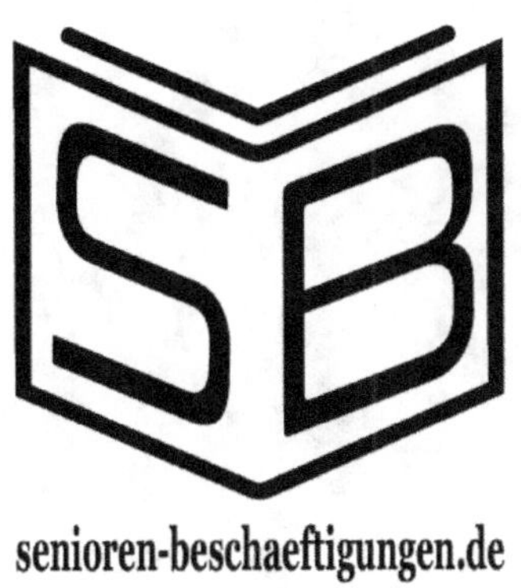

senioren-beschaeftigungen.de

Als Zusatz zum Buch haben wir weitere kostenlose Aktivierungen zum Downloaden bereitgestellt.

Unter folgendem Link erhältst du die erstklassigen, kostenlosen Übungsvorlagen zum Downloaden: **https://bit.ly/buchbonus**

Folge uns auf Social Media! 

Inhaltsverzeichnis

Einleitung

Herzlich Willkommen zu einer neuen Ausgabe voller Rätsel- und Kniffelspaß!

In diesem Buch dürft ihr Euch über 60 neue Umschreibungsrätsel rund um das Thema Haushalt bzw. Haushaltsgegenstände freuen. Zu jedem der 60 Rätsel gibt es 6 Umschreibungen, welche den gesuchten Begriff bestmöglich zu beschreiben versuchen. Die Umschreibungen handeln über Haushaltsgegenstände, also alles was man so Zuhause finden kann (Fernseher, Mixer, Klobrille, Wäscheleine, Radio ... und vieles mehr!)

Die Rätsel unterscheiden sich einmal durch die Vielfalt der verschiedenen Haushaltsgegenstände und einmal durch den Schwierigkeitsgrad. Manche Rätsel sind etwas leichter zu lösen, andere hingegen brauchen etwas mehr Köpfchenarbeit und sind vielleicht nicht auf Anhieb lösbar – aber ein bisschen Anstrengung gehört schließlich auch dazu!

Dieses Umschreibungsbuch bietet die Möglichkeit, die Rätsel entweder gemeinsam in der Gruppe oder alleine zu ertüfteln, da die Lösungen immer am Ende des Buches angeführt sind.

Spielt man in der Gruppe, sollte eine Person immer ein Rätsel vorlesen – das kann auch abwechselnd passieren – und die Anderen sollen versuchen, auf die Lösung des Rätsels zu kommen. Wer am Ende des Spieles am Meisten Punkte erhält, ist Rätselmeister.

Spielst du alleine, macht es auch Sinn, dass du dir deine erratenen Begriffe notierst und am Ende zusammenzählst, wie viele du denn erraten hast. Die Lösungen zu den Rätseln sind daher bewusst auf den letzten Seiten abgegeben.

Aber genug der vielen Worte, nur noch ein kleiner Tipp zum Schluss: Schnappt euch eine Tasse leckeren Kaffee und ein großes Stück Kuchen und lasst das Rätseln und Tüfteln beginnen. Viel Spaß dabei! :)

Rätsel 1:

Wie lautet die Lösung des Rätsels?

Mein gesuchter Begriff besteht meist aus Stahl und Plastik.

Ein Teil meines Begriffes ist sehr scharf.

Kinder sollten von meinem Begriff die Finger lassen.

Meinen gesuchten Begriff gibt es in der Küche.

Mein gesuchter Begriff ist kein Messer, wird aber zum Schneiden verwendet.

Mein gesuchter Begriff kann ein Blatt Papier in Zwei Teilen.

Rätsel 2:

Wie lautet die Lösung des Rätsels?

Mein gesuchter Begriff kommt in jedem Raum eines Hauses vor.

Meinen Begriff gibt es in vielen verschiedenen Formen.

Mein Begriff ist vor allem im Winter von essentieller Bedeutung.

Der gesuchte Begriff kann entweder stehen oder hängen.

Ist mein gesuchter Begriff an, ist es hell.

An meinen Begriff wird eine Glühbirne geschraubt.

Rätsel 3:

Wie lautet die Lösung des Rätsels?

Mein Begriff braucht Strom, um zu funktionieren.

Mein gesuchter Begriff ist eines der beliebtesten deutschen Elektrogeräte.

Mein Begriff wird meistens von der Couch aus verwendet.

Man kann den Begriff entweder leiser oder lauter stellen.

Auf den verschiedenen Sendern meines Begriffes, kann man die unterschiedlichsten Filme ansehen.

Früher gab es meinen Begriff nur in Schwarz-Weiß, heute aber auch in Farbe.

Rätsel 4:

Wie lautet die Lösung des Rätsels?

Mein gesuchter Begriff ist ein fester Bestandteil in jedem Badezimmer.

Der Begriff besteht oft aus Marmor oder Kunststoff, selten aber aus Plastik.

Mein gesuchter Begriff ist mit dem Abwasser verbunden.

Mein Begriff besteht aus mehreren, zusammenhängenden Teilen.

Mein Begriff wird aufgesucht, wenn wir Menschen ein gewisses Bedürfnis verspüren.

Haben wir unsere Geschäfte darauf erledigt,

sollten wir das Spülen nicht vergessen.

Rätsel 5:

Wie lautet die Lösung des Rätsels?

Hier wird ein kleineres Gerät eines jeden Haushaltes gesucht.

Mein gesuchtes Wort besitzt Tasten, welche gedrückt werden können.

Der gesuchte Begriff ist nützlich, um eine entfernte Person zu erreichen.

Mein gesuchter Begriff besteht aus einem Hörer und einer Schnur.

Klingelt mein gesuchter Begriff, wird er ans Ohr gehalten.

Heute wird mein gesuchter Begriff immer mehr vom Handy abgelöst.

Rätsel 6:

Wie lautet die Lösung des Rätsels?

Meinen Begriff gibt es in vielen verschiedenen Größen und Formen.

Mein Begriff erzeugt romantische Stimmung.

Fällt der Strom aus, kommt meinem Begriff eine wichtige Bedeutung zu.

Damit mein Begriff funktioniert, brauchen er Feuer.

Mein Begriff riecht oftmals sehr gut.

Mein Begriff besteht aus Wachs.

Rätsel 7:

Wie lautet die Lösung des Rätsels?

Mein Begriff kommt meistens in der Küche zum Einsatz.

Mein Begriff hat einen Griff aus Plastik und besteht sonst aus Eisen.

Für jede Art von Lebensmittel gibt es verschiedene Arten des Begriffes.

Von Kindern sollte mein gesuchter Begriff vermieden werden.

Der gesuchte Begriff ist scharf und ist er stumpf, wird er geschliffen.

Mein Begriff ist besonders nützlich, um Gemüse und Fleisch zu schneiden.

Rätsel 8:

Wie lautet die Lösung des Rätsels?

Meinen gesuchten Begriff findet man in jedem Haushalt.

Mein gesuchter Begriff besteht aus einem Kasten und einer Türe.

In meinem gesuchten Begriff gibt es Licht.

Mein gesuchter Begriff sollte mit gesunden Sachen befüllt werden.

Will man abnehmen, sollte man den gesuchten Begriff nicht allzu oft öffnen.

In meinem gesuchten Begriff wird Essen aufbewahrt, damit es nicht schlecht wird.

Rätsel 9:

Wie lautet die Lösung des Rätsels?

Mein gesuchter Begriff funktioniert nur mit Hilfe von Strom.

Um meinen Begriff optimal zu verwenden, sollte man vorher die Gebrauchsanweisung lesen.

Meinen Begriff gibt es in groß und in klein.

Mein Begriff besteht meistens aus einem Elektronikteil und einem Glasbehälter.

Mein Begriff wird verwendet, um Lebensmittel zu zerkleinern.

Will man einen Smoothie machen, ist mein Begriff sehr nützlich.

Rätsel 10:

Wie lautet die Lösung des Rätsels?

Mein Begriff besteht in der Regel aus Eisen und darf in keiner Küche fehlen.

Mein Begriff wird verwendet, um Flüssigkeiten zu transportieren.

Für den häuslichen Gebraucht reicht eine kleine Form dieses Gegenstandes.

Der Gegenstand steht mit einem Topf unmittelbar in Verbindung.

Der gesuchte Begriff besteht aus einer langen Halterung und einem ovalen Kopf.

Um einen Teller mit Suppe zu befüllen, braucht man diesen Gegenstand.

Rätsel 11:

Wie lautet die Lösung des Rätsels?

Mein Begriff steht meistens in der Küche.

Mein Begriff funktioniert mit magnetischen Wellen.

Mit meinem gesuchten Begriff werden gefrorene Brötchen aufgetaut.

Mein Begriff hat ein Volumen und ist innen hohl.

In der Mitte meines Begriffes steht ein Teller, welches sich dreht.

Will man ein Essen aufwärmen, wird oft auf diesen Begriff zurückgegriffen.

Rätsel 12:

Wie lautet die Lösung des Rätsels?

Meinen gesuchten Begriff haben wir alle mehrfach Zuhause.

Mein Begriff besteht meistens auf Porzellan oder Kunststoff.

Mein gesuchter Begriff ist entweder einfarbig oder bunt bemalt.

Meinen Begriff gibt es in flach und in hohl.

Mein Begriff muss gespült werden, nachdem er benutzt wird.

Gibt es etwas Flüssiges zum Essen, ist mein Begriff von absoluter Notwendigkeit

Rätsel 13:

Wie lautet die Lösung des Rätsels?

Mein gesuchter Begriff versteckt sich innerhalb der Kästen der Küche.

Der gesuchte Begriff besteht sehr oft aus Glas, kommt aber auch in Porzellan vor.

Meinen Gegenstand befüllt man meistens mit gesunden Gewächsen aus dem Garten.

Das Volumen meines Begriffes ist etwa so groß wie zwei Hände.

Der Gegenstand hat seinen Namen von einem bestimmten Gemüse.

Eine beliebte deutsche Ausprägung dieses Begriffes ist aus Glas und mit Blättern dekoriert.

Rätsel 14:

Wie lautet die Lösung des Rätsels?

Will man kochen, ist mein Begriff unumgänglich.

Mein gesuchter Begriff hat verschiedene Stufen.

Der gesuchte Begriff kommt meistens mehrfach vor.

Mein Begriff wird verwendet, um Speisen warm zu machen.

Oft funktioniert mein Begriff mit Gas und oft mit Strom.

Neuere Ausprägungen dieser Art verwenden Induktion.

Rätsel 15:

Wie lautet die Lösung des Rätsels?

Der gesuchte Begriff besteht meistens aus Papier, oft aber auch aus Stoff.

Meinen gesuchten Begriff gibt es in tausenden, verschiedenen Arten.

Ist mein Begriff auf Papier, besteht er aus verschiedenen Lagen.

Das gesuchte Wort wird vor dem Essen auf den Tisch gelegt.

Aus meinem Begriff kann man perfekt verschiedene Figuren formen.

Mein gesuchter Begriff ist perfekt geeignet, um sich nach dem Essen den Mund zu säubern.

Rätsel 16:

Wie lautet die Lösung des Rätsels?

Den gesuchten Begriff gibt es in unterschiedlichen Arten.

Mein gesuchter Begriff ist an der Spüle zu finden.

Werden Teller gespült, kommt mein Begriff meist zum Einsatz.

Stellen wir uns diesen Begriff vor, ist er meistens gelb.

Mein Begriff wird auch zum Autoputzen verwendet.

Ist mein Begriff mit Wasser vollgesaugt, wird er größer.

Rätsel 17:

Wie lautet die Lösung des Rätsels?

Der Begriff besteht aus Stahl.

Mein Begriff wird hauptsächlich beim Essen verwendet.

Manchmal ist der Begriff auch aus Silber, dann ist er allerdings teurer.

Der gesuchte Begriff befindet sich in einer Schublade in der Küche.

Mein gesuchter Begriff ist vor allem beim Essen von Nudeln und Fleisch essentiell.

Mein Begriff hat meist drei oder vier Zacken und einen längeren Rumpf.

Rätsel 18:

Wie lautet die Lösung des Rätsels?

Mein Begriff besteht oft aus Holz, oft aber auch aus einer Metallart.

Der Begriff hat etwas mit der Treppe zu tun.

Es ist gesetzlich verpflichtend, meinen Begriff im Haus zu haben.

Mein Begriff wird direkt beim Hausbau mit eingebaut.

Der gesuchte Begriff wird durch Sprossen voneinander getrennt.

Der gesuchte Begriff ist nützlich, damit man sich daran festhalten kann.

Rätsel 19:

Wie lautet die Lösung des Rätsels?

Den gesuchten Begriff finden man gewiss in jedem Haushalt.

Der gesuchte Begriff besteht meistens aus Holz.

Mein Begriff wird vor allem beim Essen aufgesucht.

Auf meinen Begriff wird oft eine Tischdecke gelegt.

Um meinen Begriff kann man sich setzen, wenn man eine Pause machen möchte.

Der Begriff hat vier Beine.

Rätsel 20:

Wie lautet die Lösung des Rätsels?

Der gesuchte Begriff ist ein Gerät in der Küche.

Mein Begriff funktioniert mit Strom.

Oft ist in meinem Begriff auch ein Grill mit eingebaut.

In der Weihnachtszeit kommt meinem Gegenstand eine besondere Bedeutung zu.

Der Begriff funktioniert mit verschiedenen Hitzestufen.

Mein Begriff wird meistens vorgeheizt.

Rätsel 21:

Wie lautet die Lösung des Rätsels?

Mein Begriff steht an sehr vielen Orten bereit.

Egal ob einen Fleck zu beseitigen oder sich die Nase zu putzen – der Begriff ist für beides da.

Meinen Begriff kann man im Supermarkt erwerben.

Der Begriff besteht aus Papier und wird aufgewickelt.

Oft sind verschiedene Muster auf das Papier des Begriffes gedruckt.

Den gesuchten Begriff gibt es in verschiedenen Lagen.

Rätsel 22:

Wie lautet die Lösung des Rätsels?

Mein Begriff kommt beim Kochen zum Einsatz.

Meistens besteht mein Begriff aus Stahl.

Der gesuchte Begriff braucht einen warmen Untergrund, um zu funktionieren.

In meinem Begriff werden Nudeln, Reis oder Suppen gekocht.

Der gesuchte Begriff wird immer mit einer Art Aufsatz verwendet.

Es gibt ein beliebtes Sprichwort – jeder ..... findet seinen Deckel.

Rätsel 23:

Wie lautet die Lösung des Rätsels?

Mein Begriff wird aufgewickelt.

Der gesuchte Begriff befindet sich in einer länglichen Kartonschachtel.

Mein Begriff wird meistens in der Küche verwendet.

Mein gesuchter Begriff ist farblos.

Damit Sachen länger frisch bleiben, bedeckt man sie mit meinem Begriff.

Mein Begriff an sich besteht auf dünnem Kunststoff.

Rätsel 24:

Wie lautet die Lösung des Rätsels?

Der gesuchte Begriff kommt meistens im Wohnzimmer vor.

Mein Begriff ist entweder geschlossen oder offen.

Dieser Begriff braucht Holz, um zu funktionieren.

Mein gesuchter Begriff gibt eine besonders wohlige Wärme.

Besonders im Winter ist mein Begriff sehr gemütlich.

Bei gewissen Arten meines Begriffes kann man das Feuer gut beobachten.

Rätsel 25:

Wie lautet die Lösung des Rätsels?

Am Morgen wird mein Begriff in vielen Haushalten eingeschalten.

Ist mein Begriff an, kann man ihn oft gefühlte Kilometer weit riechen.

Dieser Begriff braucht Strom, um zu funktionieren.

Mein Begriff mahlt Bohnen.

Für gewisse Arten braucht man Filter.

Aus meinem Begriff kommt eine schwarze Flüssigkeit.

Rätsel 26:

Wie lautet die Lösung des Rätsels?

Mein Begriff ist ein Aufbewahrungsort für eine gewisse Speise.

Mein gesuchter Begriff hat einen Boden und einen Deckel.

Meinen gesuchten Begriff bewahrt man meist im Kühlschrank auf.

Besonders zum Frühstück wird mein Begriff herausgeholt.

Den Inhalt meines Begriffes schmiert man sich gerne auf Brote.

Der Inhalt meines Begriffes ist eine Art „Fett".

Rätsel 27:

Wie lautet die Lösung des Rätsels?

Der Begriff besteht aus Aluminium oder Stahl.

Mein Begriff ist flach.

Mein gesuchter Begriff befindet sich im Ofen.

Meistens haben wir mehrere von diesen Begriffen Zuhause.

Wenn wir Kekse backen, legen wir diese auf den Begriff.

Normalerweise legen wir ein Papier auf meinen Gegenstand.

Rätsel 28:

Wie lautet die Lösung des Rätsels?

Meinen Begriff gibt es in jedem Haushalt.

Mein gesuchter Begriff steht meist in der Küche.

Der Begriff ist ausgehöhlt und hat ein Volumen.

Braucht man einen Snack zwischendurch, kann man gerne daraus essen.

In meinen Begriff werden diverse gesunde Sachen gelegt.

Mein Begriff ist meistens prall gefüllt mit diversem Obst.

Rätsel 29:

Wie lautet die Lösung des Rätsels?

Mein Begriff erleichtert eine oft unangenehme Arbeit.

Um zu funktionieren, braucht mein Begriff Strom.

Mein Begriff läuft in etwa 30 Minuten.

In meinen Begriff werden dreckige Dinge gestellt.

Gewisse Dinge sind nicht so gut geeignet, um in mein Gerät zu stellen.

Damit auch alles sauber wird, muss man ein Tab nutzen.

Rätsel 30:

Wie lautet die Lösung des Rätsels?

Diesen Begriff haben alle in der Küche hängen.

Dieser Begriff wird verwendet, um Dinge zu tragen.

Meinen gesuchten Begriff gibt es in allen Farben.

Damit man sich verbrennt, sollte man meinen Begriff nutzen.

Meinen Begriff gibt es auch in Form eines Handschuhs.

Ist mein Begriff nicht da, sollte man besser die Finger von heißen Töpfen lassen.

Rätsel 31:

Wie lautet die Lösung des Rätsels?

Mein Begriff ist meistens mit einer Klappe versehen.

Der Begriff steht meistens in der Küche.

Mein Begriff beschreibt eine Dose.

In meinem Begriff wird ein bestimmtes Lebensmittel aufbewahrt.

Zweck meines Begriffes ist es, dass Dinge länger frisch bleiben.

Legen wir Dinge nicht hinein, werden sie schneller hart.

Rätsel 32:

Wie lautet die Lösung des Rätsels?

Mein Begriff besteht aus Aluminium oder Metall.

Den Begriff gibt es in verschiedenen Formen.

Mein gesuchter Begriff wird befüllt.

Besonders an Geburtstagen und Feierlichkeiten verwendet man diesen Begriff.

Damit er überhaupt angewendet werden kann, müssen wir ihn in den Ofen schieben.

War er im Backofen, können wir den Kuchen anschließend aus dem Begriff stülpen.

Rätsel 33:

Wie lautet die Lösung des Rätsels?

Mein Begriff besteht aus Holz.

Mein Begriff befindet sich in einer Schublade in der Küche.

Oft hat mein Begriff ein Loch in der Mitte des Kopfes.

Der gesuchte Begriff wird beim Kochen verwendet.

Mein Begriff hat einen langen Rumpf.

Mit meinem Begriff rührt man Flüssigkeiten um.

Oft hat mein Begriff ein Loch in der Mitte des Kopfes.

Rätsel 34:

Wie lautet die Lösung des Rätsels?

Meistens besteht mein Begriff aus Porzellan oder Glas.

In der Küche kann man meinen Begriff finden.

Mein Begriff ist mit etwas Süßem befüllt.

Oftmals steht auf dem Begriff, mit was er befüllt ist.

Man öffnet meinen Begriff vor allem beim Backen.

Trinkt man einen Kaffee, brauchen viele oft einige Löffel daraus.

Rätsel 35:

Wie lautet die Lösung des Rätsels?

Mein Begriff besteht aus Aluminium.

Der Name des Begriffes besteht aus zwei Wörtern, welche beide etwas anderes bedeuten.

Mein gesuchter Begriff wird zum Rühren von Flüssigkeiten verwendet.

Meinen Begriff gibt es in groß und in klein.

Der gesuchte Begriff hat einen Stiel, an welchem er festgehalten wird.

Mein Begriff besteht aus mehreren dünnen Stäben.

Rätsel 36:

Wie lautet die Lösung des Rätsels?

Mein Begriff wird für eine spezielle Art von Hausarbeit verwendet.

Mein gesuchter Begriff ist glatt.

Der Begriff hat Beine.

Damit mein Begriff Sinn ergibt, brauchen wir ein Eisen dazu.

Auf meinem gesuchten Begriff ist immer ein Tuch gespannt.

Mein Begriff wird verwendet, um gewaschene Kleidung zu bügeln.

Rätsel 37:

Wie lautet die Lösung des Rätsels?

Der Begriff braucht Strom, um zu funktionieren.

Mein gesuchter Begriff dreht sich.

Mein Begriff läuft mehrmals die Woche.

Der gesuchte Begriff besitzt eine Trommel.

Ist mein gesuchter Begriff fertig, muss man ihn öffnen.

Mein gesuchter Begriff lässt schmutzige Dinge wieder gut riechen.

Rätsel 38:

Wie lautet die Lösung des Rätsels?

Wird mein Begriff verwendet, sieht es danach besser aus, als zuvor,

Der Begriff besitzt einen Holzstiel.

Mein Begriff wird zum Sauber machen benutzt.

Mein gesuchter Begriff kommt auf dem Boden zum Einsatz.

Mein Begriff ersetzt oft Staubsauger und Wischmopp.

In Fabeln reiten Hexen auf meinem Begriff.

Rätsel 39:

Wie lautet die Lösung des Rätsels?

Der Begriff besteht aus Plastik.

Meinen Begriff gibt es in groß und in klein.

Mein Begriff hat einen Schnabel und ein Loch.

Mein Begriff ist meistens grün.

Der gesuchte Begriff wird mit Wasser befüllt.

Für Blumen ist es notwendig, diesen Begriff täglich zu benutzen.

Rätsel 40:

Wie lautet die Lösung des Rätsels?

Mein Begriff hat einen Stiel, oft auf Holz.

Mein Begriff wird einmal die Woche rausgeholt.

Putzt man die Wohnung, ist mein Begriff sehr wichtig.

Mit meinem Begriff kann man alle Ecken erreichen.

Mit meinem Begriff wird dem Staub ein Ende gesetzt.

Hat man eine Allergie, sollte man meinen Begriff noch öfter herausholen.

Rätsel 41:

Wie lautet die Lösung des Rätsels?

Jeder hat mehrere von diesen Begriffen Zuhause.

Diesen Begriff brauchen wir Alle mehrmals am Tag.

Dieser Begriff hat einen Henkel.

Den gesuchten Begriff kann entweder voll oder leer sein.

Mein gesuchter Begriff wird mit Flüssigkeiten befüllt.

Mein Begriff wird zum Trinken verwendet.

Rätsel 42:

Wie lautet die Lösung des Rätsels?

Mein Begriff zeigt ein Motiv.

Die meisten von uns, haben mehrere von diesen Begriffen Zuhause.

Mein gesuchter Begriff hängt an der Wand.

Der gesuchte Begriff verschönert eine Wohnung oder ein Haus.

Man braucht einen Nagel, um meinen Begriff aufzuhängen.

Mein Begriff kann auch selbst gemalt werden.

Rätsel 43:

Wie lautet die Lösung des Rätsels?

Mein Begriff besteht aus einem Holzstiel und einem Eisen vorne dran.

Meinen Begriff findet man meistens in einer Werkstatt.

Meistens wird mein Begriff in Kombination mit einem Nagel verwendet.

Kinder sollten die Finger von meinem Begriff lassen!

Verwendet man meinen Begriff, sollte man immer auf die Finger aufpassen.

Mit meinem Begriff kann man optimal ein Bild an die Wand hängen.

Rätsel 44:

Wie lautet die Lösung des Rätsels?

Mein gesuchter Begriff kann z.B. Aus Holz bestehen.

Mein Begriff ist durch Unterteilungen voneinander getrennt.

Ist mein Begriff allzu hoch, ist es nützlich, eine Leiter zu benutzen.

Man nutzt meinen Begriff vor allem, um sich weiterzubilden.

Es ist gewiss sinnvoll, sich mit den Sachen meines Begriffes zu beschäftigen.

In meinem Begriff stehen sehr viele verschiedene Bücher.

Rätsel 45:

Wie lautet die Lösung des Rätsels?

Besonders für Musikliebhaber spielt mein Begriff eine bedeutende Rolle.

Mein Begriff hat einen Teller und einen Motor.

Mein gesuchter Begriff spielt Musik.

Der gesuchte Begriff ist ein Vorgänger des Radios.

Auf meinen gesuchten Begriff werden Platten gelegt.

Mein gesuchter Begriff besteht aus einem Sockel und einer Nadel.

Rätsel 46:

Wie lautet die Lösung des Rätsels?

Meinen gesuchten Begriff gibt es in der Küche und im Badezimmer.

Mein gesuchter Begriff lässt sich auf- und zudrehen.

Mein gesuchter Begriff ist mit dem Abwasser verbunden.

Wir drehen diesen Begriff auf, um zu spülen.

Aus meinem gesuchten Begriff rinnt Wasser.

Der letzte Teil des Wortes ist die männliche Form der Henne.

Rätsel 47:

Wie lautet die Lösung des Rätsels?

Mein gesuchter Begriff besteht aus Glas.

Fast jeder hat diesen Begriff im Schlafzimmer hängen.

Mein gesuchter Begriff zeigt uns ein Ebenbild von uns selbst.

Im Märchen „Schneewittchen" kommt diesem Begriff eine besondere Bedeutung zu.

Wird mein Begriff nicht von Zeit zu Zeit geputzt, können wir nichts mehr erkennen.

Der gesuchte Begriff kann zerbrechen.

Rätsel 48:

Wie lautet die Lösung des Rätsels?

Mein gesuchter Begriff ist sehr weich.

Auf meinen Begriff könnten die wenigsten ver-zichten.

Wir überziehen diesen Begriff mit einem Laken.

Der gesuchte Begriff ist im Bett vorzufinden.

Mein Begriff ist mit Federn gefüllt.

Legen wir uns schlafen, legen wir unseren Kopf auf diesen Begriff.

Rätsel 49:

Wie lautet die Lösung des Rätsels?

Meinen Begriff kann man drehen.

Der gesuchte Begriff sorgt dafür, dass unser Essen Geschmack erhält.

Mein Begriff kommt so gut wie jedes Mal beim Kochen zum Einsatz.

Mein gesuchter Begriff wird oft auf den Tisch gestellt.

Es ist nicht gesund, zu viel von meinem Begriff zu verwenden.

Das Gegenstück zu meinem Begriff ist der Pfefferstreuer.

Rätsel 50:

Wie lautet die Lösung des Rätsels?

Mein Begriff hat eine Schnur.

Viele haben eine ganze Anlage meines Begriffes Zuhause.

Ist es staubig, nutzt man meinen Begriff.

Mein Begriff muss an das Stromnetzwerk angeschlossen werden.

Mein gesuchter Begriff hat einen langen Schlauch und einen Motor.

Mit meinem Begriff sollte man in jede Ecke des Hauses.

Rätsel 51:

Wie lautet die Lösung des Rätsels?

Meinen Begriff gibt es in groß und in klein.

Mein gesuchter Begriff hat eine klappe zum Öffnen an der oberen Seite.

Mein Begriff wird ausgeleert.

In meinen Begriff werden dreckige Kleidungsstücke geworfen.

Mein Begriff ist ein Vorort zur Waschmaschine.

Mein gesuchter Begriff ist nützlich, um Wäsche zu trennen.

Rätsel 52:

Wie lautet die Lösung des Rätsels?

Mein Begriff hat einen Henkel.

Jeder Haushalt hat mindestens einen davon Daheim.

Dieser Begriff ist in jeder Farbe erhältlich.

In meinen Begriff wird Wasser gefüllt.

Verwendet man meinen Begriff, gibt man ein Putzmittel hinzu.

In meinen Begriff tunkt man einen Lappen.

Rätsel 53:

Wie lautet die Lösung des Rätsels?

Mein Begriff ist meistens schwarz.

Mein Begriff hat eine rechteckige Form.

Der gesuchte Begriff liegt sehr handlich in der Hand.

Mein Begriff wird zum Steuern verwendet.

Auf meinen Begriff befinden sich verschiedene Tasten.

Mit meinem Begriff kann man die Lautstärke regeln.

Rätsel 54:

Wie lautet die Lösung des Rätsels?

Fällt mein Begriff auf den Boden, zerbricht er.

Mein Begriff besteht aus Ton.

Es gibt diesen Begriff in allen Arten, Größen und Formen, meist ist er aber rund.

Der gesuchte Begriff dient zur Verschönerung.

Mein Begriff ist mit Erde befüllt.

In meinen Begriff kann man diverse Pflanzen setzen.

Rätsel 55:

Wie lautet die Lösung des Rätsels?

Mein Begriff besteht aus Holz oder Metall.

Meistens legen wir ein Polster darauf, damit es bequemer ist.

Will man sich setzen, brauchen wir diesen Begriff unbedingt.

Mein Begriff steht um den Tisch.

Oft werden auch Hussen auf meinen Begriff gelegt.

Mein Begriff hat vier Beine.

Rätsel 56:

Wie lautet die Lösung des Rätsels?

Mein Begriff ist weich.

Mein gesuchter Begriff liegt im und vor dem Haus.

Der gesuchte Begriff ist in allen Farben erhältlich und sollte zum Rest der Wohnung passen.

Mein Begriff liegt am Boden.

Es gibt sehr teure, aber auch billigere Exemplare meiner Art.

Mein Begriff ist gewebt.

Rätsel 57:

Wie lautet die Lösung des Rätsels?

Mein gesuchter Begriff verschönert.

Mein Begriff hat eine Halterung.

Dieser Begriff besteht aus Stoff.

Diesen Begriff haben wir Alle Zuhause.

Oft ist mein Begriff mit Spitze verziert.

Ist es dunkel, wird mein Begriff zugezogen.

Mein Begriff hängt am Fenster.

Rätsel 58:

Wie lautet die Lösung des Rätsels?

Mein Begriff ist essentiell für jede Person.

Dieser gesuchte Begriff steht im Schlafzimmer.

Es gibt ihn für Kinder und Erwachsene in unterschiedlichen Größen.

Dieser Begriff steht in enger Verbindung mit Kissen und Decke.

Auf diesen Begriff freuen wir uns oft den ganzen Tag lang.

In der Früh ist es oft sehr schwer, meinen Begriff zu verlassen.

Rätsel 59:

Wie lautet die Lösung des Rätsels?

Bei vielen läuft mein Begriff oft den ganzen Tag.

Autofahren macht ohne meinen Begriff nur halb so viel Spaß.

Mein Begriff hat eine Antenne.

Mein gesuchter Begriff spielt Musik.

Mein Begriff hat verschiedene Sender.

Dreht man ihn lauter, muss mitgesungen werden.

Rätsel 60:

Wie lautet die Lösung des Rätsels?

Mein gesuchter Begriff hat einen Deckel.

Es gibt verschiedene Arten und Verwendungszwecke meines Begriffes.

Mein Begriff ist in jedem Haushalt vorzufinden.

Meistens hängen wir einen Sack in meinen gesuchten Begriff.

Mein Begriff wird verwendet, um Abfall zu beseitigen.

Wird mein Begriff nicht regelmäßig geleert, stinkt er.

Lösungen

1. Schere
2. Lampe
3. Fernseher
4. Klo
5. Telefon
6. Kerze
7. Messer
8. Kühlschrank
9. Mixer
10. Kelle
11. Mikrowelle
12. Suppenteller
13. Salatschüssel
14. Herdplatte
15. Serviette
16. Schwamm
17. Gabel
18. Treppengeländer
19. Tisch
20. Backofen
21. Küchenrolle
22. Topf
23. Frischhaltefolie
24. Kamin

25. Kaffeemaschine
26. Butterdose
27. Backblech
28. Obstkorb
29. Spülmaschine
30. Topflappen
31. Brotdose
32. Kuchenform
33. Kochlöffel
34. Zuckerdose
35. Schneebesen
36. Bügelbrett
37. Waschmaschine
38. Besen
39. Gießkanne
40. Staubwedel
41. Glas
42. Bild
43. Hammer
44. Bücherregal
45. Plattenspieler
46. Wasserhahn
47. Spiegel
48. Kissen
49. Salzstreuer
50. Staubsauger
51. Wäschekorb

52. Putzeimer

53. Fernbedienung

54. Blumentopf

55. Stuhl

56. Teppich

57. Vorhang

58. Bett

59. Radio

60. Müllkorb

ENDE

<u>Ich hoffe, das Buch hat dir gefallen.</u>

Im Übrigen wäre ich Dir sehr dankbar, wenn du dir eine Minute Zeit für ein Feedback auf Amazon.de nimmst!

Rezensionen sind für uns freie Autoren sehr wichtig, denn darüber werden sie gemessen! Nimm dir daher doch bitte die Minute Zeit und schreibe eine ehrliche Rezension über dieses Buch!

Weitere Senioren Beschäftigungen

Wir bemühen uns sehr und bringen stetig neue Bücher für Senioren raus, damit es nie langweilig wird ☺

Weitere Bücher von uns findest du hier:

Direkt zu unseren Büchern auf Amazon:
http://bit.ly/sb-autorenseite

Unsere Webseite:
https://senioren-beschaeftigungen.de

Weitere Beschäftigungs Bücher findest du auf Amazon.de, indem du in die Suchleiste „Kristina Büttertz" eingibst, auf eines unserer Bücher klickst, und dann unterhalb des Titels auf dir Buchreihe „Senioren Beschäftigungen" klickst.

Vielen Dank für die Unterstützung.

Haftungsausschluss

Die Umsetzung aller enthaltenen Informationen, Anleitungen und Strategien dieses Buchs erfolgt auf eigenes Risiko. Für etwaige Schäden jeglicher Art kann der Autor aus keinem Rechtsgrund eine Haftung übernehmen. Für Schäden materieller oder ideeller Art, die durch die Nutzung oder Nichtnutzung der Informationen bzw. durch die Nutzung fehlerhafter und/oder unvollständiger Informationen verursacht wurden, sind Haftungsansprüche gegen den Autor grundsätzlich ausgeschlossen. Ausgeschlossen sind daher auch jegliche Rechts- und Schadensersatzansprüche. Dieses Werk wurde mit größter Sorgfalt nach bestem Wissen und Gewissen erarbeitet und niedergeschrieben. Für die Aktualität, Vollständigkeit und Qualität der Informationen übernimmt der Autor jedoch keinerlei Gewähr. Auch können Druckfehler und Falschinformationen nicht vollständig ausgeschlossen werden. Für fehlerhafte Angaben vom Autor kann keine juristische Verantwortung sowie Haftung in irgendeiner Form übernommen werden.

Urheberrecht

Alle Inhalte dieses Werkes sowie Informationen, Strategien und Tipps sind urheberrechtlich geschützt. Alle Rechte sind vorbehalten. Jeglicher Nachdruck oder jegliche Reproduktion – auch nur auszugsweise – in irgendeiner Form wie Fotokopie oder ähnlichen Verfahren, Einspeicherung, Verarbeitung, Vervielfältigung und Verbreitung mit Hilfe von elektronischen Systemen jeglicher Art (gesamt oder nur auszugsweise) ist ohne ausdrückliche schriftliche Genehmigung des Autors strengstens untersagt. Alle Übersetzungsrechte vorbehalten. Die Inhalte dürfen keinesfalls veröffentlicht werden. Bei Missachtung behält sich der Autor rechtliche Schritte vor.